U0164815

大人照顧者

⑤

失禁篇

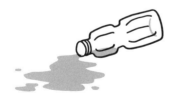

編者的話

文：陳曉蕾

失禁可能是一些照顧者需要跨過的「關卡」：尷尬、厭惡⋯⋯甚至要與被照顧者角力，爭執不斷。

原來除了看醫生，香港有不少社福機構為長者提供個案管理服務，包括處理失禁問題，有專人提供訓練和照顧建議。我們除了訪問醫生、護士、職業治療師，還收集了很多照顧者的經驗，包括在香港買什麼尿片，又平又好用。

採訪最深刻，是醫生很想長者盡量可以繼續自己如廁，使用尿片或尿褲，是最後的手段；然而對一些照顧者、院舍和醫院，尿片卻是用來防跌——結果令被照顧者喪失更多能力，是否得不償失？

目錄

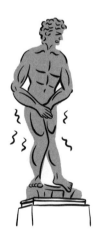

1 ｜ 失禁有辦法

很多人以為長者失禁只能包尿片解決，不知道失禁其實反映身體機能出現問題，可透過改變如廁習慣、控制肌肉及膀胱，以至藥物治療處理。

香港中文大學賽馬會老年學研究所顧問羅寶嘉博士強調，失禁屬於「老人症候群」之一，但並非必然發生的老化過程。年紀大、曾生育的女性是高風險一族。不少人受失禁困擾，卻少人認真討論，「冇人去考究失禁原因，造成好多誤解。」她強調，大部份患者可透過治療改善，甚至根治問題。

失禁分四類

1. 急切性失禁	
症狀	想排尿時急不及待，沒準備好已滲出小便
高危因素	• 神經性膀胱病變或不明原因的「膀胱過度活躍症」 • 多見於中風、認知障礙症、柏金遜症長者
處理方法	• 骨盆底肌肉訓練 • 膀胱訓練 • 藥物治療

2. 壓力性失禁

症狀	咳嗽、噴嚏、大笑、跑跳、拿重物時漏尿
高危因素	▪ 便秘 ▪ 長期咳嗽 ▪ 多次生育的婦女
處理方法	▪ 骨盆底肌肉訓練 ▪ 膀胱訓練 ▪ 減肥 ▪ 調節生活習慣 ▪ 外科手術

3. 滿溢性失禁

症狀	有尿意但排尿量少,感到排尿不清
高危因素	▪ 前列腺增生 ▪ 糖尿病 ▪ 尿道炎
處理方法	▪ 手術或藥物治療 ▪ 導尿

4. 功能性失禁	
症狀	▪ 意識不到身體需要大小便 ▪ 意識到需要大小便，但活動功能有障礙，未能及時如廁，例如忘記廁所位置、不懂得用廁所 ▪ 不能控制排便
高危因素	▪ 認知障礙症、中風或傷殘人士 ▪ 長期臥床、無法坐起、無法自行上廁所 ▪ 行動受約束 ▪ 直腸、肛門、括約肌鬆弛，常見於有神經障礙、消化系統疾病、長期臥床及無法坐起的長者
處理方法	▪ 使用輔助器具及失禁用品，如便椅、尿片 ▪ 改善廁所環境 ▪ 如廁訓練

資料來源：《無壓力老後照護大百科》、賽馬會流金匯

日期	被照顧者曾經出現的失禁情況

日期	被照顧者曾經出現的失禁情況

認知衰退忘記如廁？

隨著認知功能衰退，患者會逐漸忘記上廁所、找不到廁所，甚至不知道自己想去廁所。

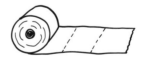

STORY
媽媽難表達

　　Betty 的媽媽確診認知障礙症後，起初還可以自己去廁所，但跌倒後行動不便，要用助行架走路。即使定時帶她去廁所，尿片也經常濕透。

　　媽媽性格不會主動求助，加上認知能力衰退，無法清楚表達，Betty 搞不清楚她失禁的原因：「到底佢知唔知自己想去廁所呢？定係明知想去，但唔同人講？」

　　耆智園腦退化症照顧顧問（護理）黃慧玲解釋，中期認知障礙症人士可以自行上廁所，但當注意力集中在其他事物，可能會「忘記」去廁所，當意識到有需要時已經「忍唔住」而失禁。此外，患者短期記憶欠佳，若果外出身處陌生環境，有可能因無法及時找到廁所而失禁。

　　至於晚期認知障礙症長者失禁，很多因為已失去「急」的感覺，或因膀胱括約肌鬆弛，「屙咗都唔知」。

失禁自助評估

想知道長者有沒有失禁風險，以下兩個是泌尿科常用的檢測問卷，分別針對「膀胱過度活躍症」（急切性失禁）及前列腺增生（滿溢性失禁），照顧者可以參考：

膀胱過度活躍症徵狀問卷（OABSS）

香港泌尿外科學會資料顯示，香港約有超過 40 萬人受膀胱過度活躍症困擾，逾七成半患者從沒求醫。研究發現，約三份一患者出現尿失禁，當中以女性比例較高。

此問卷用於評估膀胱過度活躍徵狀，請根據過去一星期的狀況填寫：

1. 由早上起床開始至晚上睡覺為止，大約小便了多少次？

7 次或以下	8 至 14 次	15 次或以上
◯	◯	◯
0 分	1 分	2 分

2. 由晚上睡覺至早上起床為止，為了小便而起床的次數大約有多少次？

0 次	1 次	2 次	3 次或以上
◯	◯	◯	◯
0 分	1 分	2 分	3 分

3. 有沒有試過突然感到尿急，覺得難以忍受？

沒有	一星期少過 1 次	一星期 1 次或以上
◯	◯	◯
0 分	1 分	2 分

大約 一日 1 次	一日 2 至 4 次	一日 5 次或以上
◯	◯	◯
3 分	4 分	5 分

4. 有沒有試過突然感到尿急而漏尿？

沒有　　　　　　一星期少過 1 次　　　一星期 1 次或以上

○　　　　　　　　○　　　　　　　　　○

0 分　　　　　　　1 分　　　　　　　　2 分

大約一日 1 次　　　一日 2 至 4 次　　　一日 5 次或以上

○　　　　　　　　○　　　　　　　　　○

3 分　　　　　　　4 分　　　　　　　　5 分

如問題 3 分數≥ 2，而總分數≥ 3，代表有膀胱過度活躍徵狀

3-5 分　　輕微徵狀　有需要可請教醫生

6-11 分　中度徵狀　建議及早求醫

≥ 12 分　嚴重徵狀　建議及早求醫

測試日期　　　　　　　　　　測試分數

國際前列腺徵狀評分（IPSS）

統計顯示，滿 80 歲男性當中，每四人有一人因良性前列腺增生症引致排尿問題。

IPSS 由美國泌尿學會設計，評估排尿症狀的嚴重程度，幫助醫生評估病情。男士可根據過去一個月的情況回答問題：

1. 感到排尿不清？

2. 排尿後兩小時內又想小便？

3. 排尿時感到尿流斷斷續續？

4. 感到忍尿有困難？

5. 有尿流細弱症狀？

6. 需要用力才能開始排尿？

7. 晚上醒來小便次數？

	沒有	少於五份一時間	少於一半時間	約一半時間	超過一半時間	幾乎每次
	0	1	2	3	4	5
	0	1	2	3	4	5
	0	1	2	3	4	5
	0	1	2	3	4	5
	0	1	2	3	4	5
	0	1	2	3	4	5
	沒有	1 次	2 次	3 次	4 次	至少 5 次
	0	1	2	3	4	5

0-7分　輕微徵狀　有需要可請教醫生，三至六個月後再評估

8-19分　中度徵狀　建議及早求醫

≥20分　嚴重徵狀　建議及早求醫

測試日期   **測試分數**

注意事項

社區支援資源

　　失禁情況需時改善，不少社福機構為長者提供個案管理服務，包括處理失禁問題，有專人提供訓練和照顧建議。

賽馬會耆智園

由醫護、治療師等組成專業團隊，服務包括初期認知障礙症評估、日間中心及住宿服務。

　　照顧顧問（護理）黃慧玲指，每位長者都有個案經理持續跟進，度身訂造護理及訓練服務。如有失禁問題，會與家人商討處理方法，例如進行如廁訓練。

費用：視乎服務而定

一般查詢：2636 6323

照顧者熱線：2333 2393

賽馬會流金匯 長者健康社區推廣計劃

為滿 50 歲人士而設、在新界東推行的社區計劃，暫定 2024 年完結，服務涵蓋認知能力、如廁能力、飲食健康等範疇。

　　註冊護士李碧儀表示，至今接觸逾二千名年輕長者，當中逾兩成有失禁或滲尿問題。她會講解失禁成因，並由專業教練教授骨盆底肌肉運動、膀胱訓練。長者和照顧者填妥網上健康問卷，有專人評估及跟進。如有其他醫療需要，也會寫信轉介至醫生跟進。

費用：全免

電話：3763 1000

網上
健康問卷

計劃詳情

「健康寶」手機應用程式

由「賽馬會流金頌護老有 e 道」研發的自我健康篩檢程式，專為長者、照顧者及專業人員而設。內容涵蓋 11 個常見健康課題，包括衰老評估、活動能力、自我照顧、失禁等，為用戶進行簡單自我評估，並提供篩檢結果報告，亦會推介免費網上課程、照顧資訊和社區資源。

電話：3943 3015 / 3943 3072

Android 版　　iOS 版

計劃詳情

家計會 尿失禁治療

為公立醫院診斷為尿失禁或子宮下垂的婦女而設，經轉介後由家計會醫生跟進病情及提供藥物治療，提供定期驗身服務。

費用：視乎服務而定

電話：2572 2222

香港理工大學康復治療中心

為尿失禁婦女而設，由專職婦女健康的物理治療師負責，透過盆腔檢測、盆底肌肉狀態評估，為尿失禁婦女制訂個人化訓練計劃，教授自我管理技巧。

費用：視乎服務而定

電話：2766 6734

香港中文大學醫院 前列腺健康檢查計劃

為滿 50 歲男士而設，配合跨專科團隊提供一站式治療服務。

費用：$2,400

電話：3946 6888

明愛賽馬會照顧者資源及支援中心

社工評估長者及照顧者情況後，安排護士及治療師上門支援。職業治療師會提出改善家居環境、認知訓練的建議，護士提供護理技巧訓練。

電話：3892 0101 / 3892 0100　計劃詳情　　面書專頁

WhatsApp：5277 3500

照顧筆記

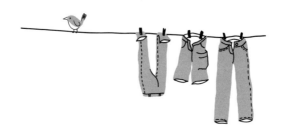

2 | 失禁不等於失禮

「小朋友先會瀨尿，點解我會咁⋯⋯」長者失禁，
或會感到疑惑、羞愧。

香港中文大學賽馬會老年學研究所顧問羅寶嘉博士
指出，失禁對長者的心理和情緒影響很大：「好驚
畀人笑，唔敢同人講，好自卑。」有長者甚至因而
不敢外出，影響社交及生活質素。「出街要搵廁所，
又可能瀨尿，不如留喺屋企穩陣啲。」她提醒照顧
者應盡量設身處地理解、體諒，「患者自己都唔想
咁樣。」

　　耆智園腦退化症照顧顧問（護理）黃慧玲指，失禁對長者的心理及行為影響，與他們的認知程度相關。認知能力健全、初至中期認知障礙症長者，大多會因失禁而不開心，「一個大人突然之間瀨尿，可能飲飲吓茶突然『濕晒』，從未試過有呢種經驗，覺得好『羞家』，唔知點同身邊人講。」晚期患者因認知能力較低，反應較不明顯。

失禁長者的情緒行為

情緒表現	行為表現
低落焦慮	孤立自己，減少或拒絕社交，以免他人得悉
感到尷尬、羞恥	不安地玩弄衣物
緊張不安	不停地大叫
	經常開關門戶
	行為難以預測
	不停重複站立或坐下
	頻密地如廁
	脫掉衣服 / 收起弄髒的衣服

資料來源：耆智園

照顧者發現長者失禁，或會手足無措。「唔識面對，擔心情況愈來愈差，一大堆問題突然走出來。」黃慧玲建議照顧者嘗試這樣面對：

- 找出失禁原因：「知道多啲就唔會咁恐懼。」
- 尋求方法改善
- 調整心態，不要抗拒：「由學識照顧小朋友，到學識照顧父母，係一個人生循環。」
- 不要指責長者

STORY
失禁後不作聲

　　患初期認知障礙症的婆婆喜歡打麻雀，經常去日間中心搵「麻雀腳」。某天姑娘經過時發現凳底有一灘水，原來婆婆失禁但不敢作聲，繼續打牌。

　　黃慧玲知道後，悄悄在婆婆耳邊說：「不如去廁所先，一陣返來再打？」還準備了乾淨衣物和清潔用品。

　　婆婆在廁所哭著說：「咁肉酸，點算好？」黃慧玲回應：「頭先你掛住打牌，唔記得自己內急，先會瀨咗少少。可能你叫過我，但廁所有人，先冇陪你去。不如下次食完飯，我同你去咗廁所先？」

　　婆婆得到下台階，心情輕鬆了，也接受自己可能因為忙著打牌，才會忘記上廁所的說法。

讓失禁長者受尊重

排泄是個人最私隱的事，需要別人幫忙，長者會感到難為情，甚至變得易怒。

尤其認知障礙症人士在表達和理解上有困難，容易產生誤解，表現反抗、不合作。照顧者協助時，應盡量表現自然，讓長者感到受尊重。

參考黃慧玲的處理方法：

1. 不動聲色，維護尊嚴

婆婆怕別人知道自己失禁，黃慧玲理解她的難堪，低聲在旁提點，沒有提及「地下濕」或「瀨尿」字眼，也沒有當眾責備或催逼。取得婆婆同意後，才帶她去廁所清潔及更換衣物。

2. 安撫情緒，免長者自責

　　婆婆感到羞愧，黃慧玲提出導致失禁的可能原因，讓她有下台階。

3. 提出改善建議

　　主動提議下次飯後先帶婆婆去廁所，讓她明白有方法可以解決，盡量不提及尿片或尿褲，以免引起負面情緒。

　　照顧者有時需協助認知障礙症長者上廁所，若長者抗拒被陪伴，黃慧玲建議嘗試以下策略：

1. 清楚解釋原因

　　令長者明白照顧者的好意，有需要時不妨說良性謊言，例如「地下好濕，幫你睇住」、「好難沖水，幫你沖」；不宜說得太直白，例如指長者會弄得很骯髒。

2. 順從長者意思，稍後再嘗試

　　中晚期認知障礙症長者的短期記憶不好，照顧者可暫時離開，一會兒後再折返嘗試，說不定長者這次會接受被陪伴。

3. 引用權威

如果長者信任專業人士，照顧者可嘗試用醫護人員護航，例如：「醫生話要監察大小便，方便對症下藥。」

4. 遮掩私密部位

長者脫褲如廁時，可用毛巾或衣物遮掩私處，避免不必要的暴露。

5. 盡量讓長者自理

長者可穿著方便穿脫的衣物，例如用魔術貼取代鈕扣或拉鏈、褲頭改用橡筋帶；鼓勵長者如廁後自己擦拭排泄物，女性應「由前向後抹」，避免尿道受感染。

被照顧者失禁後曾經出現的情緒和行為

情緒和行為的原因

處理方法和效果

疑問

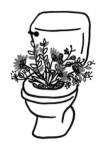

3 | 諗方法去廁所

排泄不單是生理需要,也是自尊的防線。

幫助及鼓勵長者自理,可延緩身體衰退,也讓他們保留尊嚴。

這章會介紹針對失禁的肌肉訓練、環境策略、輔助器具,以及藥物和手術治療。

1. 非藥物治療

治療或處理尿失禁，一般先由非藥物治療入手。

物理治療師會重點訓練長者的肌肉力量，或由調整如廁習慣著手。失禁患者可先諮詢醫生意見，評估失禁類型和嚴重程度，再轉介治療師跟進。

骨盆底肌肉運動

針對壓力性、急切性尿失禁的第一線治療，對前者的效用最為顯著。

香港理工大學康復治療科學系臨床導師、物理治療師馬彗晶指出，壓力性失禁患者多是長者及曾經生育的女士，他們的骨盆底肌肉力量不足，一旦做出跑跳、大笑、咳嗽等動作，腹腔會受壓導致漏尿。透過收縮控制大小便的骨盆底肌肉，有助改善問題。約四至五成長者接受運動訓練後，有效改善失禁情況。

訓練方法：

首先在排尿期間嘗試截停尿流，找出收縮骨盆底肌肉的著力點。女士可選擇用肛門或陰道發力，男士則主要用肛門發力，「如果截到尿流即係識用力，可以用同一道力做骨盆底肌肉訓練」。

1. 先將膀胱餘尿排清
2. 在床或瑜伽墊上躺平，屈曲雙膝，放平腳板
3. 每天做兩套運動各 30 至 40 次：
   - 慢速運動：用適中力度收緊骨盆底肌肉，維持五秒後放鬆
   - 快速運動：用最大力度收緊骨盆底肌肉，維持一至兩秒後放鬆

掌握方法後可隨時練習，體弱長者宜盡量躺下進行。想知道練習是否有效，可重複小便時截停尿流的測試，成功截斷代表見效。馬彗晶建議每隔幾星期做一次測試，以了解運動進度，但切忌常做，否則容易引發尿道炎。

練習一般需要六至八星期才見效，視乎患者的肌肉能力。

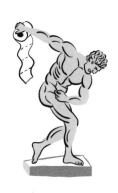

如何幫助認知障礙症長者？

患者需要具備接收指示的認知能力，才可進行骨盆底肌肉運動，馬彗晶解釋：「要懂得收緊邊塊肌肉，否則可能用錯橫膈膜，練習期間都要識均勻呼吸。」

物理治療師有辦法協助：

- 利用超聲波儀器，觀察患者是否懂得收縮骨盆底肌肉
- 將凱格爾球（Kegel ball）放入女患者陰道，協助正確收縮肌肉

至於一些認知能力較弱人士，可用電極儀器輔助。治療師會將一枚如唇膏大小的電極探頭，放入女患者陰道或男患者的肛門，透過電極刺激肌肉，達到改善失禁的效果。

　　馬彗晶指，電極刺激療法需要定期進行，一般會建議病人購買儀器，每次用完後帶回家洗淨，下次治療時帶回來。

賽馬會流金頌護老有 e 道：　　　影片：
骨盆底肌肉運動

膀胱訓練

主要針對急切性尿失禁，患者以男性為主。馬彗晶強調，這類患者的第一線非藥物治療仍然是骨盆底肌肉訓練，但成效相對較差，因此可輔以膀胱訓練。若果失禁主因是前列腺問題，要由泌尿科醫生處理，或需進行藥物或手術治療。

馬彗晶指，健康成年人膀胱容量約為 400 毫升，長者因膀胱軟組織衰退，容量約為 300 毫升。膀胱訓練目的是讓患者在適當時間排尿，「唔好少少急，儲 200 幾毫升就覺得要衝去廁所」，從而改善膀胱的控制力及增加儲尿量。

訓練方法：

1. 先連續三天填寫如廁日記，記下每天喝流質飲品

（包括水、飲品、湯水等）的份量和時間、排尿份量和時間。

2. 改變日常習慣，減少排尿次數，包括：

▪ 忍尿：透過聽歌、看電視和閱讀分散注意力；起初忍兩分鐘，然後逐漸遞增時間。如果擔心忍不住，可穿尿片以防萬一。

▪ 注意飲食：忌刺激性或油膩食物，少喝咖啡、可樂、酒精及濃茶等。每日飲六至八杯水，千萬不要因擔心失禁而少飲水，否則會使尿液濃度增高，刺激膀胱，不但加劇問題，更容易引發尿道炎。

賽馬會流金頌護老有 e 道：　　　　影片：
膀胱訓練

如廁訓練

着智園腦退化症照顧顧問（護理）黃慧玲指出，用膳後是最佳如廁時間，尤其早餐後腸道蠕動較活躍，有助排便。即使長者說「冇得屙」，照顧者也可帶他們去馬桶「坐吓」，有助身體的自然排泄反射，「脫下褲子，腦部有訊息提醒排泄。」照顧者也可嘗試開著水龍頭，流水聲有助促進排泄反應，「聽到水聲，坐坐吓就會屙。」

飲食方面也要配合，黃慧玲建議長者補充足夠水份及進食纖維含量高的蔬果，以助排便：

▪ 火龍果、橙攪拌成果汁

▪ 西梅汁或西梅乾

▪ 木瓜、大蕉、麒麟果

患糖尿病或其他長期病的長者不宜進食高糖份水果，宜請教醫生或營養師。部份中晚期認知障礙症長者不喜歡吃綠色食物，黃慧玲建議選擇顏色鮮艷的蔬果，例如番茄、南瓜及紅椒等。

職業治療師劉志豪表示，提醒患者定時定候上廁所，為他們建立如廁習慣，可培養膀胱肌肉的記憶，但對晚期認知障礙症長者未必適用，這時照顧者需要認識如何選擇及使用輔助工具。

四肢功能訓練

功能性失禁患者因手腕不靈活，來不及脫褲便尿了出來，也會因為趕不及上廁所而失禁。劉志豪表示，可協助這類患者訓練四肢能力，以加快活動速度，包括鍛煉手腕肌肉、改善步姿和平衡力。

衣著也是影響如廁的一大因素。劉志豪憶述，有失禁伯伯動作不靈活，卻喜歡穿綁帶褲子：「褲頭帶打多個結，好難解。」結果因解綁太慢而失禁。於是劉志豪為伯伯訓練手部能力，並建議改穿橡筋頭褲子。

接受的訓練

被照顧者的反應

2. 環境策略

STORY
用鬧鐘提醒如廁

有初期認知障礙的伯伯有失禁問題，但他不想用尿片，又怕「瀨尿」被人取笑，所以不敢外出。照顧者見伯伯經常尿濕衣物，有時會抱怨：「又濕咗！」伯伯忍不住出聲辯駁，雙方關係愈來愈差。

劉志豪上門評估後，建議伯伯訂立如廁時間表，由照顧者幫手調校鬧鐘，定時提醒：「無論急唔急、屙得多定少，鬧鐘響就要去。」治療師又提醒照顧者在廁所門貼上標誌，協助辨識廁所；並在馬桶貼上沖水標誌，提醒如廁後沖水。

透過改善環境和家人配合，伯伯的失禁問題終於有改善。

劉志豪指，認知障礙症長者常見的失禁原因，包括無法辨別廁所，甚至忘記了正確如廁方法。有長者因想不起家中廁所位置，也忘記了馬桶的模樣，結果在廚房的垃圾桶大小便。

協助長者辨識廁所、定時提醒如廁，是職業治療師的常用環境策略。他強調，由於認知障礙症人士的記憶力和認知能力差，照顧者不能只用說話提醒，必須透過視覺提示，「畫公仔畫出腸」。

在耆智園網站上，有協助認知障礙症人士如廁的方法：

- 移走令他們誤以為是廁所的物件，並加強廁所門框與牆身顏色對比。

- 長者房間應盡量靠近廁所，縮短如廁距離，並在沿途安裝扶手。

- 廁所使用滑動門或門簾。

- 加強地板與座廁的顏色對比，以便辨別座廁位置。

- 保持光線充足，晚上開夜明燈。

可改善的環境

被照顧者的反應

3. 輔助器具

如果長者行動不便或意識不到大小便，可因應情況選用輔助工具。而隨著科技發展，可以選用的工具愈來愈多。

1. 家用超聲波儀

儀器體積細小，利用超聲波監控膀胱尿液容量，飽和時會傳送提示到手機應用程式，提醒長者去廁所。使用方法簡單，只需將電極貼片貼在患者的恥骨上方。物理治療師馬彗晶提醒，每隔幾日便要換貼片，而且儀器只能預防失禁，不能改善肌力。

2. 離座感應器

可安裝在馬桶或便椅上，長者如廁後起身會有聲響，通知照顧者前往協助清潔。

3. 尿片感應器

感應器會以燈光顏色顯示尿片濕度，透過手機應用程式告知照顧者。當尿片濕透時，便會發出聲響，提示更換尿片。

4. L 型安全扶手

可安裝在廁所內，方便四肢不靈活或平衡力不足的長者借力，讓他們可自行如廁，防止跌倒。

5. 便椅

適合有便意、可以自行起床，但無法及時走到廁所的長者。

6. 便壺、尿壺

適合可以表達便意，但臥床或無法及時走到廁所的長者，當中尿壺只適合男士。

可放在長者床邊，鼓勵他們如廁時自行脫褲。

了解更多失禁護理的樂齡科技產品，可瀏覽樂齡科技博覽暨高峰會介紹

曾經使用的輔助器具

被照顧者的反應

4. 藥物及手術治療

若症狀持續，可考慮結合藥物治療或手術治療。

泌尿外科專科醫生葉維晉指，不同類型尿失禁的治療方法不同。病人求診時，醫生會先查詢病史和病情，例如女病人提及跑跳、打噴嚏時漏尿，多數屬於壓力性失禁。至於滿溢性失禁，醫生用手觸摸病者膀胱，會感到膀胱漲滿，像「足球咁大」。

若有需要，醫生會要求患者接受進一步身體檢查，主要包括：

1. 膀胱張力測試：將導管經尿道放入膀胱，注入生理鹽水，測試膀胱反應及壓力。

2. 尿動力測試：病人依指示飲水後排尿，測試尿量及尿速。

視乎不同類型的尿失禁，醫生一般建議下列治療方式：

▪ **壓力性、急切性失禁**

先進行骨盆底肌肉運動，改善生活習慣。按需要處方放鬆膀胱肌肉藥物，減低膀胱壓力。按臨床經驗，約 20% 至 30% 壓力性尿失禁患者會接受手術改善病情，女性可用懸吊帶收窄尿道出口。

▪ **滿溢性失禁**

醫生會處方收縮膀胱肌肉藥物，病情嚴重者或要每日導尿、放尿。若男性因前列腺肥大影響排尿功能，可透過藥物放鬆前列腺，但需持續服用。

若用藥無效或突然尿不出來，可能要做手術切除前列腺，視乎病人身體能否承受。

▪ **功能性失禁**

除了處理引致失禁的病症，例如服藥減慢認知障礙症人士的退化速度；醫生會轉介物理治療師，教導患者做運動改善身體機能。

葉維晉表示，大便失禁較難治理，成因亦複雜，主要包括：肛門括約肌鬆弛、直腸神經受損、放射治療副作用。醫生一般會為患者進行肛門張力測試，將手指放入肛門，「普通人好難擺入去，（患者）放幾隻手指都得」。如有需要會進行肛門超聲波檢查。

　　他指，針對病人大便失禁，通常採取保守治療，嘗試改變大便形態：「成為一條條，無咁易流出嚟。」方法包括骨盆底肌肉訓練、改變生活及飲食習慣、處方通便藥或止瀉藥。如果患者有肛裂問題，可以手術修補破裂的括約肌。

　　晚期認知障礙症人士做不到骨盆底肌肉訓練，主要從藥物、改善飲食習慣入手，如治療無效，就只好用尿片。病情嚴重者可接受腹部造口手術放

便，但手術風險高，不適合體弱患者。

　　葉維晉說，失禁長者通常受尿失禁困擾，可向泌尿科求診。要到年紀很大、認知障礙症晚期或長期臥床，才較多出現大便失禁，可由腸胃肝臟科專科醫生處理。

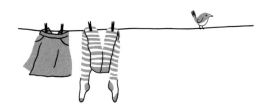

照顧筆記

被照顧者對不同方法的反應

疑問

心得

4 | 幾時用尿片？

當長者失去自理能力，考慮用尿片或尿褲，應視此作為處理失禁的最後手段，不要純粹因為貪方便而為長者包尿片。

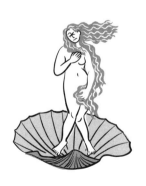

什麼情況適合使用尿片？

- 無法感受或表達便意的長者，包括晚期認知障礙症人士。

- 有便意，但因身體機能或環境問題來不及去廁所的長者，例如中風、外出難找廁所。

- 晚間使用，讓長者和照顧者都能安心睡覺。

STORY

認知障礙症 來不及如廁

　　Janice 的家翁患認知障礙症多年，失禁問題一直困擾家人。

　　患病初期，他仍能感覺到便意，但因反應遲緩和行動不便，經常來不及上廁所而尿出來。無論家人怎樣勸說，他都不肯用尿片，堅持自己「解決」，結果「一路行一路屙」，令家中長期充斥尿液和糞便氣味。

　　後來家人決定在客廳放置尿壺，他要大小便就叫出來，由兩名家傭趕來幫忙。一人為他脫褲，另一人拿尿壺，「每次都搞到好大陣仗」。有一次，家人慶祝生日吃蛋糕期間，家翁突然大叫，家傭為他脫褲掏出「那話兒」，在一家大小面前小便，氣

氛尷尬。

睡覺亦成為大問題：家翁每晚小便三至四次，奶奶和家傭要合力為他抹身和換衫，有時甚至濕得要換床單，「真係唔使瞓」。

認知障礙症步入晚期，家翁終於肯穿尿片和尿褲，但覺得不舒服，經常「摵片」，有時連褲子也一起扯掉，脫不下便發脾氣。

STORY
逃避用尿片

　　80 歲的奶奶尿滲問題日漸嚴重，令新抱 Janice 感到意外的是，奶奶當日力勸老伴用尿片，深知用尿片的好處、家人處理排泄物的煩惱，但當自己遇上失禁問題，卻依然抗拒用尿片，「佢覺得可以控制同訓練，對自己能力有好大信心。」

　　唯有外出見朋友時，奶奶才願意穿尿片以防萬一，但仍不敢喝水，經常暗示 Janice 或家傭帶她去廁所。直至失禁情況愈來愈嚴重，奶奶終於意識到自己沒能力控制大小便，才願意在家穿尿片。

凼長者用尿片

不少長者抗拒用尿片，照顧者在平衡照顧需要與維護長者尊嚴之間，拿捏不容易。面對不同認知程度、性格各異的長者，勸說方法宜因時制宜。

綜合職業治療師劉志豪和面書專頁「腦退化 無有怕」版主 Maggie Lee 的建議，照顧者可參考以下策略：

1. 切勿責怪

保持耐性勸說，別口出惡言，也別責怪他們經常去廁所、弄濕衣物。

2. 正面鼓勵

讓長者明白用尿片只是過渡性措施，如身體機能有改善可戒掉。

3. 有需要時用

外出用膳、見朋友時才穿尿褲，解釋只是以防萬一，以免失禁引起尷尬，想大小便時仍可以去廁所。

4. 淡化「用尿片」

與長者溝通是一門學問，尤其是自尊心強的長者，更難接受自己老年要用尿片。勸說時不用「包尿片」、「穿尿褲」等字眼，強調只是穿「褲仔」，讓長者接受是衣著一部分。

5. 重視舒適度

幫長者勤換尿片，保持臀部乾爽。按長者接受程度選擇尿片、尿褲產品，例如一些透薄、透氣和不顯眼的設計。

劉志豪指出，即使長者用了尿片，照顧者仍要鼓勵他們去廁所，以防認知和排泄功能快速衰退，「諮詢醫護，嘗試搵出長者強項，去廁所有好多步驟，畀長者自己做多少少。」這有助長者建立責任感和成功感，也可減輕照顧者的負擔。

「搣片」點搞？

即使穿了尿片，不少長者想盡方法要扯走尿片，尤其是晚期認知障礙症人士，令照顧者大感頭痛。耆智園腦退化症照顧顧問（護理）黃慧玲建議，照顧者應先找出問題原因：

1. 留意尿量、尿片濕度

有認知障礙症的伯伯最初用尿片時會拉扯，經了解後發現伯伯尿量大，每隔兩、三小時才換片，伯伯已濕透感不舒服。護理員為他加密至每隔兩小時、甚至一個半小時更換一次，並選用透氣度較高、吸濕力較佳的尿片，伯伯再沒有拉扯尿片。

2. 轉移注意力

如果長者拉扯尿片屬行為問題，可嘗試「界啲嘢佢做」，轉移注意力。

3. 留意睡眠質素

如果長者多在夜間拉扯尿片，可留意睡眠情況，會否因為「瞓唔到搵嘢搞」，並進一步了解失眠原因，例如是否日間睡太多。

4. 多帶長者上廁所

如果長者多在日間拉扯尿片，可能因為想如廁但無法表達，照顧者可多帶他們上廁所。

5. 使用防撕片褲

如果拉扯尿片原因不明，可考慮改穿「防撕片

褲」，設計類似工人褲，「成條褲著上身，褲腳有 U 型拉鏈，換片時將拉鏈從一邊褲腳，拉去另一邊褲腳。」

照顧者怎面對？

在大銀舉辦的大智飯局上，一群照顧者坦然討論如何面對家人失禁：「照顧日常很辛苦，照顧尊嚴更難，很難找到平衡。」

照顧者潤秀憶述哄媽媽用尿片的經歷，「那時我跟媽媽說，你真幸福，阿仔好錫你！特別從美國訂來『新款底褲』！」

潤秀強調，代入長者的處境很重要。有照顧者投訴認知障礙症老人將大便抹在牆上，潤秀開解謂：「當長者在睡夢中發現一團『異物』黏在屁股

上，自然會伸手去揩抹。他們只是不明白，並非要為難照顧者。」

另一位照顧者提及帶認知障礙症爸爸去吃自助餐，明明已經去了洗手間，但接著就在餐廳大便失禁。護士林耀庭指，認知障礙症人士的生活規律，稍有變化或難以適應，「特別去食自助餐，某些食物可能令他很想大便。」當他去到廁所時，可能已經忘了要大便，出來後才失禁。

大智飯局：
當父母開始失禁

影片：

被照顧者對尿片的反應

試過的方法

疑問

心得

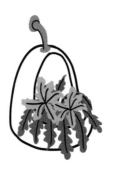

5 | 選購尿片要點

尿片、片芯、紙尿褲……失禁用品種類、品牌繁多。照顧者需要根據長者的身體狀況和失禁程度,小心挑選。

　　耆智園腦退化症照顧顧問（護理）黃慧玲提醒，初至中期認知障礙症患者，能夠意識何時需要如廁，應盡量在日間使用尿褲或片芯，「類似底褲，可以保持長者尊嚴」。若長者晚上睡得熟，「屙咗都唔知」，可以使用尿片，價錢比尿褲便宜。

　　至於晚期認知障礙症長者，很可能不會抗拒，日夜都可用尿片。換尿片比換尿褲方便。

照顧者可根據長者的失禁程度，選擇相宜產品。

第一類長者：失禁量少、自理能力較好	
防漏布內褲	• 有不同尺碼，適合可行如廁人士，股間採用吸水物料，不用擔心漏尿弄濕外褲 • 可重複使用，分男女裝
尿墊／護墊	• 貼於內褲吸收尿滲，分男女裝
不透水片芯	• 搭配網褲或內褲使用，比尿片便宜

第二類長者：失禁量多、自理能力較好	
透水片芯	▪ 適宜夜晚使用，避免睡覺時漏尿 ▪ 放在紙尿片上，提升吸水量，減少換尿片次數
紙尿褲 俗稱「拉拉褲」	▪ 有不同尺碼及吸濕度，穿脫方便，適合全日使用 ▪ 內褲外型，較易接受 ▪ 用料比尿片輕巧，但吸尿量一般比尿片低 ▪ 有廠商將產品稱為「活力褲」或「復健褲」：前者用料輕薄、吸濕力較低；後者厚重、吸濕力較高

第三類長者：失禁量多、長期臥床、行動不便	
黏貼型 紙尿片	▪ 有不同尺碼及吸濕度，分日用 / 夜用 ▪ 部份尿片設有防漏摺邊及尿濕指示 ▪ 不適合皮膚破損人士使用；若皮膚發紅或較薄，應常更換
床墊	▪ 平鋪床上，保護床單 ▪ 分即棄和可洗換款式

資料來源：賽馬會流金匯、消委會、《居家照護全書》

產品名稱

價錢　　　　　　　　　**購買方法**

心得

產品名稱

價錢　　　　　　　　　**購買方法**

心得

產品名稱

價錢　　　　　　　　　　　購買方法

心得

產品名稱

價錢　　　　　　　　　　　購買方法

心得

選購要訣

消費者委員會 2016 年測試市面上 21 款成人紙尿片、4 款成人紙尿褲的大碼裝，發現所有產品的吸濕能力和防漏表現都很好，沒有滲漏，全部沒有驗出常見致命病菌，細菌含量也符合標準。但透濕、乾爽程度的表現參差。

消委會建議購買時，應留意以下事項：

1. 舒適度、保護性

透氣及乾爽度高的產品，令長者穿得舒適，也能減低尿疹和敏感。

2. 尺碼

購買前須先了解產品尺寸與長者的腰圍。買了不合適的尺寸，除了令長者不適，也可能滲漏。

3. 長者尿量及活動能力

4. 吸濕能力

日用：選用吸濕力較低、較為輕薄的尿片，方便日間活動，但要勤換。

夜用：選用吸濕能力較強的尿片，減少更換次數，以免影響睡眠。尿片包裝吸濕指標上顯示七滴或以上，表示適合夜用。留意價錢較貴、質地較厚，吸滿後尿味較重。

5. 價錢

一般尿片每隔四至六小時換一次，以一天換六次計，估計每月約花費 $684 至 $1,674。

消委會
測試報告

照顧者心得

在「Carers Voice 照顧者大大聲」面書群組中，不少照顧者交流「選片」心得。

1. 紙尿片	
雅 X	「日用（尿片）可以當夜用，滿了都不會回滲，真係好好用，靚尿片。」 「吸濕力強，半夜不用換尿片。之前用過其他牌子，價格便宜些，但一會兒便濕透。」
赫 X	「未試過漏；雅 X 亦好用，膠貼非常堅固。」 「夜用尿片好吸尿，瞓天光都唔漏。」 「質地好、吸得多，尤其夏天容易有濕疹，爽好多。」
添 X	「很多尺碼，在 HKTVmall 慢慢揀比較方便，價錢就一般藥房比較便宜。」 「夜用很好用，不過貴，所以沒買了。」 「沒有異味，也不會漏。」

2. 紙尿褲

「我買過淘寶的幾款拉拉褲,包括添 X、白 X 字和永 X
康,夜用尿片就在香港買。白 X 字是最好的,明顯不同
質量,但如果一天要換幾條,用永 X 康則不會心痛。不
計錢的話,當然是雅 X 拉拉褲最好!」

「我會買永 X 康拉拉褲,夠平,濕少少就更換。但如果
長期臥床、尿量多的長者、或者用作夜用,盡量在香港
買,爛肉真的好難搞,搏不過。」

3. 片芯

「雅 X 片芯有很多不同款式,也有不同形狀,不是一般
片芯的長方形。因無膠底,不焗,又不會滲落尿片,吸
水做得非常好。不過衰斷貨,買到沒心機。」

「添 X 片芯很不錯,不會斷貨又易買,超市也有賣。」

「我爸用的都是平價貨,安 X 康尿褲、安 X 寶片芯,夜
晚每隔四小時更換。」

防止晚間尿液倒流背部小貼士：

- 選擇吸水力較強的夜用尿片。

- 用兩塊夜用尿片。剝開第一塊尿片，讓尿液滲向下層尿片；如長者不適或出紅疹，不宜用此方法。

- 尿片內加片芯。剪去片芯的橡筋邊後，貼在尿片的腰間位置。不要選用膠底片芯，以免阻隔尿液流到尿片。

- 仔細檢查尿片是否貼身。

- 睡前三小時盡量不飲水，口渴可以少量水「濕口」。

邊度有得賣？

長者尿片用品消耗快，小數怕長計。綜合「照顧者大大聲」面書群組的照顧者意見，可考慮的購買途徑包括：

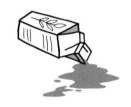

卓思廊 / 復康速遞

特點:

- 社會企業

- 會員憑購物積分換取現金回贈(網店不適用)

- 可送貨去醫院或院舍

- 網店與門市價錢或有差異,宜先格價

門市:

19 間門市,大部份設於公立醫院內,方便覆診時購買

網購:

- 一般產品:買滿 $400 免費送貨

- 失禁產品:買滿兩箱免費送貨

查詢:

電話:8206 6160

安居通 Y Silver Link

特點：

- 社會企業

- 可送貨去醫院或院舍

門市：

4 間門市

網購：

- 一般產品：買滿 $400 免費送貨，亦可門市取貨

- 失禁產品：買滿 $500 免費送貨

查詢：

電話 / WhatsApp：6354 2149

文化村 Culture Homes

特點：

- 會員享門市購物優惠，網店買滿 $300 有 9 折；儲積分換禮品

- 可送貨去醫院或院舍

- 網店與門市價錢或有差異，宜先格價

門市：

10 間門市

網購：

- 所有產品買滿 $700 免費送貨

- 網店新會員首次購物 85 折

查詢：

電話：2780 3882

WhatsApp：5606 2101

善意長者用品專門店

特點：

- 款式較多

- 可送貨去醫院或院舍

- 基本會員享購物回贈，特級會員全單 98 折

門市：

沒有

網購：

- 一般產品：會員買滿 $500，非會員買滿 $600 免費送貨

- 失禁產品：買滿 $850 免費送貨

查詢：

電話：3568 3438

WhatsApp：9081 8351

家園 Home Market
特點： ▪ 註冊非牟利機構 ▪ 款式較少 ▪ 滿 60 歲、傷健、低收入人士可登記為會員，購物享折扣、積分回贈
門市： 13 間門市
網購： 沒有
查詢： 電話：3987 7800

　　有照顧者建議可經本地網上買賣平台「Carousell」或內地網站購買，價錢較便宜，但須小心選擇、謹慎付款。

照顧筆記

6 | 換片技巧

失禁長者不是嬰兒，個子大、活動能力較弱，照顧者每次換片和清潔都要花上心神氣力，可算是考驗耐性和技巧。他們起初都向護理員偷師，後來自己「日日面對日日做」，久而久之下熟能生巧，但是辛苦依然。

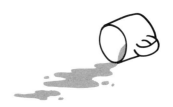

STORY
「做好件事」不嫌棄

Bonnie 照顧認知障礙症媽媽長達七年，因媽媽患有腸易激綜合症，失禁情況嚴重，「呢頭換完、嗰頭睇住大便流出來，屁股都抹到爛。」每天要換十多次尿片，雖然聘請了護理員和家傭，但因工作量大，Bonnie 經常要幫手處理。尤其夜晚不便叫醒別人幫忙，她每隔四小時要起床為媽媽換尿片。

她提醒照顧者為年老家人換尿片時，首要調整心態。若心理上難以接受家人失禁，嘗試暫時當自己是護士或護理員，「專心做好件事」。

「無論幾厭惡都要面對，唔好嫌棄，否則家人覺得拖累你，令到大家都唔開心。」

換片的步驟，從清潔到皮膚護理都要注意。Bonnie 總結多年經驗，向同路人傳授心得：

1. 事前準備

- 在床上鋪墊以免弄污床單：「有可重用及即棄兩種，我揀即棄，方便啲。」
- 穿手套：「最好係乳膠質地，用一次就要扔。」

2. 清潔步驟

- 先讓長者平躺床上，照顧者打開尿片，摺疊以蓋掩排泄物。
- 向長者下體噴免洗消毒泡沫，以「由前向後」的方式，用不含酒精消毒濕紙巾清潔；每抹一次要換一張新紙巾，不可前後重複抹；抹完用乾紙巾輕輕印乾皮膚水份。

- 指示長者側躺，將已用尿片稍為摺好，防止漏出排泄物。

- 用消毒濕紙巾從肛門向後抹拭，每張只用一次；女性長者更要小心不可向前抹，以免將糞便細菌帶到尿道。

- 用消毒濕紙巾再次徹底抹拭整個下體範圍，包括腹股溝及大髀罅，同樣由前向後抹，每張濕紙巾只用一次。

- 包好尿片和手套，小心棄置。

3. 皮膚護理

- 如長者屁股泛紅出疹，或想避免排泄物直接接觸皮膚，可塗上護膚膏：「我次次都會搽，但要小心唔好封住肛門同尿道。」

處理好污糟尿片後，要換上新尿片：

1. 換上乾淨手套，準備新尿片。

2. 長者保持側臥，將尿片放在雙腳中間。

3. 長者轉為平臥，從雙腳中間拉起尿片，然後將兩側的四條膠帶貼好。

4. 完成後檢查防漏摺邊是否穩妥，以防滲漏。

慎防尿片疹

長期使用尿片的長者，無論多勤換尿片，都難以避免皮膚出疹，甚至發炎潰爛。

Bonnie 提醒，必學護理技巧是「晾片」，讓長者臀部「透透氣」。步驟如下：

1. 讓長者側躺，移除或打開尿片，讓下身皮膚接觸空氣，保持乾爽。

2. 為長者蓋上薄被，最好能跨越兩邊床欄，以免長者著涼，同時留足夠空間讓空氣流通。

3. 半小時後，協助長者向另一邊側躺。

由於媽媽失禁情況嚴重，每天早上洗澡後都會「晾片」。Bonnie 叮囑照顧者「唔可以懶」，發現長者屁股泛紅時便要「晾片」，甚至定期進行，防止皮膚情況惡化。

Bonnie 媽媽曾有兩次慘痛經歷：「第一次因為住院服抗生素，食到勁屙，我同護理員花了一星期才令媽媽的皮膚康復。」第二次由於嚴重肚屙，每日用生理鹽水洗兩次傷口，兼看中醫調理，才令傷口復原。

照顧媽媽多年，但每當想起失禁之苦，Bonnie 仍然非常心痛：「好驚自己老吓都會咁，非常冇自尊。」她提醒面對同樣處境的照顧者，千萬不要「自己頂晒」，有需要可找專業人員幫忙：「搵受過訓練護理員幫手，自己都可以從中學習。」

賽馬會流金頌： 躺著更換紙尿片

影片：

賽馬會流金頌： 站著更換紙尿片

影片：

曾經用過的方法

被照顧者的反應

疑問

心得

STORY
出街好難換片！

　　無力站立的長者，即使無障礙洗手間有扶手借力，也難以換尿片。

　　照顧者 Emily 憶述，認知障礙症媽媽不慎跌斷髖關節，經常要回院覆診。

　　兩母女某天在候診大堂等了很久，媽媽尿片濕透，必須更換。她問護士能否安排房間讓媽媽躺著換尿片，但對方表示無能為力。她只好先帶媽媽回家，另約時間再覆診。

換片怕尷尬？

很多人一想起要觸碰父母私處，自然反應會感到「不舒服」。但當父母無法自理，大小便、洗澡都需要協助，子女不得不面對。

STORY
尷尬會適應

中學校長戴德正的爸爸在 2013 年時突然又屙又嘔,但拒絕入醫院。

他讓爸爸留在家裡,與太太親自照顧。「他屙血失禁,我替他洗澡,這是第一次見到爸爸的裸體。情況緊急,顧不了尷尬,爸爸也沒作聲。試過這第一次,之後處理就自然了。」

後來替爸爸換尿片、洗澡、抹身,全由戴德正負責。

STORY
女友不理解

20 歲青年在討論區發文，指媽媽離婚後精神失常，其後更患上認知障礙症。

自高中開始，他開始幫媽媽換尿布、洗澡。但女朋友發現後形容「好嘔心」，「男女有別，何況是母子這樣？有亂倫的感覺。」青年不知怎麼辦，甚至懷疑自己是不是做錯了？

日本作家松浦晉也在《媽媽，對不起》一書中，記錄幾位兒子照顧者對觸碰母親身體的感覺。他們沒有提到「不舒服」，卻集中談到不少技術問題，例如在狹窄的浴室內，很難幫無法自行站立的母親洗澡；有位兒子換尿布時發現母親的身體又大又重，非常費力。作者認為，碰觸母親身體難免會令兒子聯想到不倫關係，並有抗拒感。但當他們將精力聚焦在技術問題上，便可轉移注意力集中「照顧」，不在意對方的身份。

着智園腦退化症照顧顧問（護理）黃慧玲指，晚期認知障礙症長者一般已無法感知「尷尬」，不會抗拒家人換尿片和洗澡。沒有認知問題、早期至中期的認知障礙長者，較有可能表現抗拒。如何消除雙方的尷尬感？可採用以下方法：

1. 用毛巾「遮一遮」私處。

2. 用毛巾或海綿「隔一隔」，避免直接碰到私處。

3. 如長者仍有自理能力，可讓他們自行清潔；可嘗試將中晚期認知障礙症長者的手放在尿道或肛門外，引導他們自己清潔。

4. 調整心態，「諗深一層，因為父母自己做唔到，先需要幫手」，保持衞生，對彼此都有好處。

慢慢變豁達

在手機程式「啱傾 Carers Chat」的聊天室，為中期認知障礙症父親換尿片、沖涼已兩年的女兒留言，分享由尷尬變豁達的心路歷程：

「頭一、兩次幫佢換片會有點尷尬，但換多幾次、沖多幾次涼，已經習慣了。」

「我唔會用毛巾遮住佢下體，因為咁樣好難沖涼同包尿片，尿片著得唔好會漏尿，好唔衛生。其實遮遮掩掩仲麻煩，不如快快手手做完護理仲好。」

「老人家真係處理唔到，先要我哋幫手，何必將件事諗到咁複雜。」

在其他網上平台，有子女留言破解尷尬：「我問爸爸在我孩提時有沒有替我換尿片，他說有，那我稱現在倒轉替他換尿片有何不可呢？」

7 ｜ 院舍點安排？

「要長者適應院舍運作模式，由可控制排泄變成失禁，是不能接受的。」照顧者不時聽到有醫院和院舍，以保障安全或者人手不足為由，為行動不便或長期臥床的長者包尿片。日子久了，長者的自理能力只會逐漸衰退。

如何讓院舍長者保持上廁所的能力和尊嚴？除了包尿片，有否其他選擇？

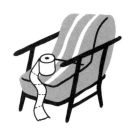

綁在床上迫用尿片？

香港中文大學賽馬會老年學研究所顧問羅寶嘉博士指，統計處在 2009 年公佈的調查顯示，本港約半數院舍長者有失禁問題。其他本地研究也顯示醫院和院舍長者的失禁比率較社區長者高，「住院老人家嘅身體狀況同活動能力比較差，所以失禁情況比一般人常見。」

翻查《安老院實務守則》，並沒有關於院舍在什麼情況下為長者用尿片的指引，但有提及院舍應「適時並按需要」更換尿片及衣服，讓住客保持清潔、舒適及皮膚乾爽；如果長者臥床，要定期協助轉身，避免皮膚因長期接觸排泄物而引致破損、受感染或形成壓瘡。

守則又列明院舍為防止住客脫去尿片，可以約束長者，但必須先考慮其他折衷方法，例如找職業治療師或社工介入、改善環境等。使用約束前，必須獲醫生及家屬簽署同意。

耆智園腦退化症照顧顧問（護理）黃慧玲認為，將非失禁長者綁在床上包尿片的做法不可接受，不能因為人手不足，強逼長者迎合院舍的管理模式：「無人鍾意屙尿落片，屙完唔會即刻換，仲要焗住，直到有人手先換。」長者亦可能會忍尿，損害腎臟功能或引致其他疾病。

她建議：

- 家屬先向醫院或院舍了解原因，商討能否用其他方式處理，例如在床邊擺放尿壺、便椅等輔助器具，讓長者自行如廁。

- 如問題無法解決，可考慮轉換院舍，或聘請傭人在院舍照顧長者。

- 若情況許可，盡量將長者接回家中，聘請傭人照顧。

- 長者回家後，可因應情況盡快恢復如廁訓練。

STORY
忍尿院友患膀胱炎

「Carers Voice 照顧者大大聲」面書群組有成員發文指，行動不便的媽媽原本沒有失禁問題，在家能自行扶著椅子去廁所。但住進院舍後，院方稱媽媽「腳力不足」，不許她用助行架去廁所，又不肯安排職員帶她如廁。媽媽被包上尿片，長時間被綁在床上，防止「掙扎去廁所跌倒」。

媽媽因不適應，經常忍尿，更患上膀胱炎，家人非常心痛。

其他照顧者聞言感到非常憤慨，並提出以下建議：

照顧者 A：「買個便椅放床邊，讓媽媽自己屙，但大前提是老人院願意定時清潔，我媽媽那間院舍是可以的。」

照顧者 B：「為了保險和尊嚴，我們不用尿片，會買活力褲給媽媽穿，正常狀況下是一天一條。」

照顧者 C：「有規矩的院舍要有紀錄，飯前或飯後定時扶行動不便長者去洗手間。而很多院舍也有便椅，可試試。也可問院舍的職業治療師，有什麼東西可幫院友。但如果長者有尿頻、膀胱過度活躍症，就要去醫院看醫生。」

「有些長者不適應院舍生活，家人最後也只能請工人姐姐在院舍陪伴或接回家照顧。或者轉去有物理治療師的院舍，如果轉不到院舍，有些 NGO 可免費安排物理治療師到院。」

被照顧者在院舍的情況

可以聯絡的工作人員

SHARING
醫院護士：半夜急尿不要忍

病人在醫院，可能比院舍更無助，因為沒有人手看著上廁所，有跌倒風險的病人都會被要求用尿片，有些病人情緒變得很差，不少在出院時更會失去自行如廁的能力。

紓緩科護士安姑娘一直在大銀面書撰寫病人的護理，這四篇關於大小便護理，值得參考。

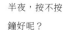
半夜，按不按鐘好呢？

去唔到大便

便便的護理

老「還」童，玩便便！

照顧筆記

書籍編輯	陳曉蕾
書籍助理編輯	宋霖鈴
專題編採團隊	蕭煒春、劉偉琪
書籍設計	Half Room
插畫	@o_biechu

出版	大銀力量有限公司
	九龍油麻地上海街 433 號
	興華中心 21 樓 03-04 室
	bigsilver.org

發行	大銀力量有限公司
承印	森盈達印刷製作
印次	2022 年 10 月初版
規格	120mm×180mm 136 頁

**BIG SILVER
COMMUNITY
大銀力量**